AF595172

UN

AUTEUR MÉDICAL

INCONNU

(HIÉROPHILE)

PAR

Le Docteur J.-A.-Adjutor RATTEL

ANCIEN CHEF DE CLINIQUE, LAURÉAT DE LA FACULTÉ DE MÉDECINE DE PARIS, ETC., ETC.

(Extrait de la *Revue médicale* des 11, 18 et 25 août 1883.)

PARIS

IMPRIMERIE ET LIBRAIRIE CENTRALES DES CHEMINS DE FER

IMPRIMERIE CHAIX

SOCIÉTÉ ANONYME AU CAPITAL DE SIX MILLIONS

Rue Bergère, 20

1883

UN
AUTEUR MÉDICAL
INCONNU
HIÉROPHILE

PAR

Le Docteur J.-A.-Adjutor RATTEL

ANCIEN CHEF DE CLINIQUE, LAURÉAT DE LA FACULTÉ DE MÉDECINE DE PARIS, ETC., ETC.

(Extrait de la *Revue médicale* des 11, 18 et 25 août 1883.)

PARIS
IMPRIMERIE ET LIBRAIRIE CENTRALES DES CHEMINS DE FER
IMPRIMERIE CHAIX
SOCIÉTÉ ANONYME AU CAPITAL DE SIX MILLIONS
Rue Bergère, 20
1883

UN

AUTEUR MÉDICAL INCONNU

(HIÉROPHILE)

Il ne s'agit pas du plus grand anatomiste de l'antiquité : Hérophile.

Le *sophiste Hiérophile* est un petit auteur dont les ouvrages sont peu importants et s'il est inconnu, — la chose s'explique de reste.

Cependant, il nous a semblé que ces ouvrages pouvaient augmenter ce que nous savons des anciennes méthodes, ajouter aux nomenclatures quelques termes nouveaux, en un mot intéresser l'histoire de la médecine. D'ailleurs, ils ne paraissent pas plus mauvais que d'autres livres de médecins inférieurs et ils ont su attirer l'attention de personnes d'un fort grand mérite (1).

Hiérophile, qui prend ou auquel on donne dans un de ses ouvrages le nom de *sophiste*, c'est-à-dire de maître, de professeur, a dû vivre, à en juger par son style, vers les temps inférieurs de l'empire byzantin. Il est l'auteur d'un petit traité alimentaire qui a pour titre « l'*Année alimentaire* (2), par le sophiste Hiérophile. » Les copies de cet ouvrage que possède la Bibliothèque nationale sont, avec probabilité, attribuées l'une au XIIIe siècle, l'autre au XIVe; et l'auteur, d'après Boissonade, n'a pas dû vivre bien longtemps avant le XIIIe siècle. Il emploie, en effet, une foule de termes ignorés dans les

(1) Boissonade et Villemet (de Nancy).

(2) Ιεροφιλου σοφιστου περι τροφων κυκλος.

beaux âges de la langue grecque, et qui appartiennent à la plus complète décadence.

Les biographies médicales ne font aucune mention de lui et rien dans son traité toutefois ne peut servir de renseignement sur sa vie. On pourrait peut-être arriver à connaître l'endroit de la Grèce où il vit le jour. Comme il donne, en effet, dans son ouvrage, aux constellations des noms jusqu'à présent inconnus, et qui, probablement, font partie de l'idiome populaire d'une certaine province, si l'on vient, par hasard, à découvrir dans quel endroit ils étaient ou sont encore employés, on saura en même temps dans quel pays l'auteur est né, au moins dans quel pays il écrivait.

Le traité d'Hiérophile existe dans plusieurs bibliothèques : il est à Oxford, à Venise, à Vienne. A Paris, il y en a deux copies, l'une complète dans le manuscrit grec 396, l'autre incomplète dans le manuscrit 985.

La bibliothèque de Vienne possède du même Hiérophile un *Traité des facultés des aliments*. Nous ne pouvons donc faire connaître notre auteur plus amplement qu'en donnant la traduction de son Traité alimentaire. On nous pardonnera de donner cette traduction tout entière, si l'on pense que c'est là un document assez curieux, très rare et très difficile à trouver, qu'il est bon de faire rentrer dans la littérature médicale, puisque, jusqu'aujourd'hui, il n'a attiré l'attention que des hellénistes et des philologues.

L'ANNÉE ALIMENTAIRE

Par le sophiste Hiérophile

Où sont indiqués, pour chaque mois, les aliments dont il faut user ou s'abstenir.

Janvier.

Il convient de prendre, en sortant du lit, du vin qui soit doux; de boire du *conditum* (1); de manger des ragoûts et des aliments chauds et doux; d'user d'ail et de décoction de poireau, de mouton tiède et rôti, de jeune porc rôti, et de

(1) On appelait *conditum*, toute sorte de vins préparés, soit avec des roses, soit avec de l'absinthe, ou du poivre, ou avec du miel : ces préparations prenaient le plus souvent une dénomination particulière, et le mot κονδιτον était employé spécifiquement pour ce vin mêlé de miel et de poivre ou de miel simplement, que les Latins appelaient *medium*.

sauces assaisonnées de poivre, de nard, de cannelle, de carvi oriental. En faisant rôtir le porc, il faudra l'arroser de vin miellé. Parmi les autres espèces d'animaux, on pourra manger des poulets, des pigeonneaux blancs et pattus, des petits canards, des oisons, des grives, des cailles, des passereaux; en poissons, des scorpions, des surmulets, des cabots, des pagels, des athérins (1), des mélanures, à la poêle. Il faudra manger la dorade, et les autres poissons que j'ai nommés, avec un assaisonnement d'aromates. Parmi les légumes, on mangera, avec du garum (2) mêlé d'huile, le chou, les carottes, le poireau, les asperges sauvages, les asperges de marais, le petit houx, les bryones et l'ail, mais rôti et sans huile : en en boira la décoction mêlée avec du nard et du miel. Les ..... boiront du *scirozème*, prendront du nard, du poivre, de la cannelle, des clous de girofle, du styrax, et du miel en quantité suffisante. En fait d'herbes d'assaisonnements, on emploiera la roquette, le poireau, le persil, les petits radis, la rue, la menthe et la livèche.

On pourra pour tremper les aliments, avoir de la moutarde, du cumin, du garum au vin. Parmi les graines, on peut manger des gesses et des vesces en farine, assaisonnées sans huile et avec du cumin écrasé. Parmi les fruits, on choisira le raisin sec, les amandes, les pommes de pin, les pistaches et les pommes cuites. Les personnes qui ne sont pas difficiles peuvent prendre de la compote de coings et un peu de citron, de la grenade, des poires, des dattes, et de la crème mêlée de miel et de nard écrasé, et de l'eau d'alica (3). Il ne faudra pas se baigner plus de quatre fois; on se fera frotter avec du nitre cuit dans du vin faible, dont on fera une pâte à friction, en y jetant trois drachmes d'aloès, une drachme de myrrhe, et deux jaunes d'œuf. Cette préparation est suffisante pour une personne. Avant de l'employer, il est convenable d'entrer dans le bain, et de se faire jeter sur le corps deux ou trois potées d'eau; puis, l'on sort, et on se fait bien éponger; alors, et avant la sueur, on emploie l'onguent, que l'on garde sur soi quelque temps; après quoi, on le fait tomber avec un lavage

(1) Goujons.

(2) Le *garum* était une sauce de haut goût et malsaine, composée avec des intestins de poissons, que l'on faisait macérer dans le sel.

(3) L'alica était une espèce de grains ou de semoule dont on faisait une pâte de farine.

de vin cuit, des jaunes d'œuf, et un mélange d'eau de rose chaude. Jusqu'à l'équinoxe de mars, on pourra, pour mettre la pituite en mouvement, sacrifier à Vénus (1). La constellation des Gémeaux est observée depuis le 11 jusqu'au 15 (2).

FÉVRIER.

Il est bon de prendre, dès le matin, du vin vieux et odorant. En viandes, on mangera de celles qui sont indiquées pour le mois précédent. En poissons, tous les coquillages sont permis, et les poissons sanatiles, comme les lapines, les scares, les stromatées, les goujons de mer. Les fritures se feront avec de la farine et de la moutarde. Les sauces, les fruits, et les herbes à assaisonnements, et les autres légumes comme dans le mois de janvier; et, de même, nul changement pour les bains, les onctions et les plaisirs. Il faut s'abstenir de tout légume sauvage, de chou et de betterave; ne point boire de décoctions quelconques, si ce n'est celle de poireau, de persil, de fenouil, d'ail; et il en faut rehausser le goût. On observe aussi, dans ce même mois, la constellation de la Lampe.

MARS.

Il est à propos d'user de boissons et d'aliments doux; de boire et de manger suffisamment et sans excès. Il faut s'abstenir de tout aliment âcre et amer, et aussi de passions haineuses et de mouvements furieux. On peut manger de tous les

(1) Dans le mois de mars, Hierophile recommande de manger de l'oignon, δια την τοῦ φλεγματος κινησιν, pour mettre la pituite en mouvement. Syméon Séthi dit que le thymbra émeut la pituite. Ces indications de l'ancienne médecine immorale ont peu de valeur. Quant au précepte même d'user ou de s'abstenir τ ἀφροδισιων, on le trouve fréquemment dans les anciens médecins. Dioclès, entre autres, permet το συνουσιαζειν au solstice d'hiver, à l'équinoxe du printemps; le tolère au lever des pléiades; le défend au solstice d'été et à l'équinoxe d'automne.

(2) Galien, au commencement de son traité, *Que le bon médecin est aussi philosophe,* blâme les médecins de son temps qui négligeaient l'astronomie, dont cependant leur maître Hippocrate leur avait recommandé l'étude. Hippocrate a dit, en effet, que « les connaissances astronomiques sont d'un grand secours pour la pratique de la médecine. » (*Des airs* ch. I. 8)

poissons, excepté ceux qui n'ont pas d'écailles : il faut surtout faire fréquent usage du loup, du cabot, de la raie, du smaris. Parmi les graines, il faudra tremper les fèves, les faire bien bouillir, puis y mettre du sel et de l'huile d'olives vertes. Il faut aussi user de la graine de fénugrec mêlée à des lupins qui aient subi deux cuissons, et assaisonnée avec du miel et du nard. Lavez la graine de fénugrec trois fois, broyez-la avec les mains, puis faites-la cuire et bouillir légèrement, de peur que si elle bouillait trop, elle en devînt indigeste, astringente, en perdant son suc, c'est-à-dire son amertume, et qu'elle n'obstruât les entrailles : adoucissez-en l'amertume avec du miel. Mangez les gesses et les vesces en farine, et les haricots en farine aussi, et cuits et recuits avec de l'oxymel. En fait de légumes, mangez des betteraves, de la mauve, de l'arrobe, des asperges de toute espèce, des champignons; mais point de bryone, point de petit-houx, à cause de leur amertume. En confitures, prenez par intervalle des olives confites dans la saumure, et de l'oxymel; mais absolument rien d'âcre. Parmi les fruits, tous ceux qui ont été nommés déjà peuvent convenir. Pour boisson douce, buvez du *conditum*, mêlé de poivre de cannelle, de girofle et de nard en quantité. On prendra six bains, dont trois le troisième jour de la semaine, à la troisième heure, sans onction d'aloès et de myrrhe; et les trois autres, le cinquième jour de la semaine, et sans cette onction également. Les frictions avec le *nitre* sont utiles. Boire des vins blancs odorants et foncés en couleur. De la modération dans les plaisirs de l'amour. Manger des oignons rôtis, pour mettre la pituite en mouvement. On observe aussi la constellation de l'Hirondelle.

AVRIL.

Les câpres conviennent, et les raiforts, la menthe, le poivre, le basilic, la sarriette, les raves, la moutarde, la rue. Il faut s'abstenir de toutes choses âcres, parce qu'elles excitent l'estomac (1). Mangez des viandes délicates et nourries, comme de de l'agneau qui paisse, non pas de l'agneau qui tette, ni du

(1) Ce précepte est étrange, après l'usage conseillé si formellement du poivre, des câpres, etc...

chevreau de lait (1) ; usez en général de la chair de mouton jeune et coupé, maigre et bien cuite. Faire de ces viandes des jus médiocrement assaisonnés, avec le nard, par exemple, la coriandre verte, un peu de poivre et la foliole séminale, c'est-à-dire la fleur du cnichaut (2), de façon à tenir le ventre libre.

On se doit abstenir de la viande de porc. Parmi les oiseaux, on mangera des poules et des poulets mâles, des pigeonneaux blancs, des oies et des canards délicats, maigres, bouillis avec le nard, et rôtis. Il faut boire et manger doux, comme il a déjà été dit. En poissons, on mangera de petits loups, des cabots, des porcelets, des dorades, des pagres, avec une courte sauce épicée.

Les lapines, les serrans (3), les rougets-grondins, les saurels (4), les mélanures, et, en un mot, tous les poissons à chair molle et à écailles, on les mangera frits; on en pourra bien mettre un petit nombre à la sauce, mais un petit nombre seulement. On s'abstiendra de toute espèce de graines sèches; on mangera les graines vertes avec les viandes indiquées.

En légumes, l'arroche, la laitue, l'anet vert, la coriandre, seront modérément assaisonnés avec le garum au vinaigre scillitique. On usera d'ail vert (5) mais avec discrétion, et rôti, et on le mangera avec de l'huile et du sel *dodécathée* (6) Il faut pareillement manger peu de poireau.

(1) Un personnage de *la Ravaudeuse*, d'Aristophane, ne veut pas manger du bouc âgé; mais, à ce qu'il semble, par crainte de la mauvaise odeur de cette viande, plutôt que pour un motif d'hygiène. (*Athen.*, IX.66).

(2) κνηκω.

(3) Les Grecs donnent encore aujourd'hui au serran son ancien nom de χαννος (Sonnini, *Voyage en Grèce*, t. I., page 281.)

(4) σαυρος — poisson fort incertain : On a pris parmi les noms vulgaires celui qui se rapprochait le plus du grec.

(5) Les Grecs font encore aujourd'hui, ainsi que tous les peuples méridionaux, un grand usage de l'ail cuit et cru ; ils l'emploient même, ce qui est fort ridicule, comme amalette et préservatif contre ce qu'ils appellent la βασκανία, le mauvais œil.

« On voit, dit Pouqueville (t. I. p. 256), que l'ail suspendu dans une maison qui vient d'être bâtie, afin d'en éloigner le mauvais œil...; chaque vaisseau qui est pourvu d'une gousse d'ail, enfermée dans un sachet, comme un préservatif contre les tempêtes.... *De l'ail ! de l'ail !* σκορδο ! σκορδο ! s'écrie-t-on, quand on craint un malheur »

(6) Symeon Pethi ne parle pas du sel *dodécathée*, dans son chapitre du sel; la chose est regrettable. Mais, le sel doit être le même que celui dont il est parlé dans Aëtius, dans d'autres anciens médecins. (H. Stephan Thesaur.)

On s'abstiendra absolument des fruits secs. On boira des vins odorants, anisés et blancs. On respirera des parfums : la violette, par exemple, la rose, le lis, la camomille, en un mot, toutes les fleurs odorantes, et le romarin, le musc, l'essence de rose. De la modération dans les plaisirs vénériens. Huit bains. On se frictionnera avec du savon de la Gaule (1). On appliquera, une fois seulement dans le mois, une onction liquide sans aloès ni myrrhe, où il entrera trois jaunes d'œuf et de l'eau de rose. On observe, depuis le 7, la constellation de la Mort.

MAI.

Il faut, pour prévenir les céphalalgies subites, s'abstenir de toutes les chairs sèches, de mauvais suc, bilieuses, telles que les pieds, les têtes, les intestins, les nerfs, les foies, les poumons, le poisson salé, le faon de mer, la viande de bœuf et de lièvre, et tout ce qui épaissit les humeurs. On devra user des viandes indiquées précédemment ; et, pour la conduite, le régime et les bains, se conformer aux règles données pour le mois dernier. En légumes, on prendra les asperges de marais et le fénugrec. On évitera les aliments secs, salés et amers. On observe aussi l'astre du Vieillard.

JUIN.

Il est convenable d'avaler, à jeun, trois gorgées d'eau froide et pas davantage ; de rester sans manger jusqu'à la troisième heure ; de faire un usage modéré des boissons délayantes et froides ; de s'abstenir des choses sèches et âcres, comme le

et dont se servaient les calligraphes pour rémédier à la fatigue des yeux. Il y entrait, dans la composition de celui-ci, entre autres choses, du poivre et du gingembre. On sait que les médecins anciens employaient fréquemment le poivre dans les collyres (Discoride, macer). Mais le sel dodecathée avait bien d'autres propriétés merveilleuses et son nom n'est, d'après Montfaucon, qu'une allusion païenne aux douze grands dieux. *Dodécathée* se ait le synonyme de *divin*, *céleste*. Pline (H.-N. xxv. c. ix.) parle d'une plante qui guérit tous les maux et l'appelle *dodécatheos herba*. Voiture (Entret. de Voit. et de Cost. p. 44.) dit : « Il n'y a point de si petit mets qui ne vaille mieux que le *dodécathée* d'Auguste. »

(1) Nonnus, dans une de ses nombreuses et inutiles recettes contre la chute des cheveux, (chap. i) fait entrer une livre de savon de la Gaule, σαπωνος Γαλλνκῶ λιτρ.ἀ. Voyez Pline, H. N. xxviii, c. 51.

poivre, le clou de girofle, la cannelle et en général tous les aromates. En légumes, on évitera le *persil*, l'ail, l'oignon, le raifort, la roquette, le cresson, la moutarde verte, l'origan pilé, l'hysope, la rue, la menthe, la sarriette, le poireau, le petit houx, et toutes les plantes chaudes, à cause de l'irrégularité de la bile. On mangera en viandes, du mouton, c'est-à-dire du bélier entier et coupé, maigre et bouilli. On laissera la graisse; toutefois la chair devra avoir été prise d'un bélier gras. On mangera de l'agneau qui paisse et qui tette ; du chevreau de même qualité, maigre et rôti, mais sans assaisonnement, si ce n'est de coriandre, de nard et d'anis : on n'en mangera que modérément. On s'abstiendra de toute espèce de *bouillons*. En oiseaux, on mangera des poules, des poulets, des pigeonneaux blancs et pattus, maigres, bien cuits, tièdes et rôtis. On boira du vin vieux, blanc, odorant, anisé, non coloré, *vieux surtout*. Parmi les poissons, on choisira tous ceux qui ont la chair délicate, comme les *lapines*, les serrans, les grondins, les spares, les chrysaphes, les goujons de mer, etc., mais on s'abstiendra des loups, des cabots, des muges, des homards, des crabes et de tous les coquillages. La sauce des poissons sera accommodée avec le nard et la coriandre fraîche. En légumes, on mangera, avec les viandes indiquées, l'arroche, la courge, le chou marin, la betterave.

On fera cuire le pourpier avec de la viande; on assaisonnera *particulièrement* avec le garum vinaigré, la laitue, la chicorée sauvage, l'ache et le concombre qu'on aura baigné dans le vinaigre scillitique. L'usage de la laitue sera modéré; car l'abus affaiblit la vue. En fruits, on prendra, mais sans excès, des cerises blanches et des pastèques. Huit bains, sans onction et sans friction. On s'abstiendra du plaisir vénérien. On observe la constellation de l'Héliotrope depuis le 21 jusqu'au 29.

JUILLET.

Il faut s'interdire le plaisir vénérien, l'excès de nourriture, tout travail, l'ivresse, la sieste, les fruits secs, à cause de l'irrégularité de la bile. Les viandes seront les mêmes que dans le mois de juin. On ne mangera point de légumes âcres, amers et échauffants. On choisira les poissons à chair délicate, tels que les grives, les lapines, et autres pareils, dont il a été parlé au mois de juin; on les accommodera à l'oxymel et au garum vinaigré. Parmi les fruits, on prendra les plus aqueux; par exemple, les melons, les figues blanches, que l'on salera, tous les raisins, le noir excepté, les poires, les pommes, les prunes et tous les autres fruits aqueux. On boira à satiété le vin blanc odorant. La nourriture sera modérée; le vin en grande quantité, ainsi que les boissons *rosées*. On ne prendra point de bouillons relevés, si ce n'est avec la carotte seulement, un peu de miel et de nard. Huit bains, et des frictions avec la terre cimolée (1); on restera peu dans le bain. Il ne faut pas user de *purgatif*. On observe aussi l'astre du Chien, du 13 au 16.

Aout.

Il convient de s'abstenir des aliments visqueux et épais, et de la manne, et de tout légume sauvage, et du plaisir vénérien; de manger des betteraves, des blettes, des courges. En viandes, on mangera du mouton, du chevreau coupé. On mangera du lièvre et du chevreuil jusqu'au 15 du mois; ces viandes seront rôties, tièdes, et on y joindra de l'oxymel. Les poulets, les perdreaux, les jeunes coqs, les pigeonneaux, pourront être mangés sans danger. En poissons frais, on fera usage, comme il a été indiqué au mois de juin, de tous ceux qui ont la chair délicate; on y fera par intervalles une sauce à la moutarde. On s'abstiendra de tout poisson salé, et de tout fruit sec. On mangera des fruits nouveaux comme figues, raisins, poires, prunes blanches, pêches mûres et le reste. On évitera tous les légumes échauffants et secs, tels que la rue, la sarriette, l'ail, le poireau, la menthe, le cresson et le raifort. Quatre bains, une seule friction; et cette friction, la faire après le 15. En compotes, on prendra des câpres, des olives à la saumure, avec de l'oxymel, des amandes vertes. On s'abstiendra des

(1) La terre cimolée, que l'on tire principalement de l'île de l'Argentière est une argile dont les anciens se servaient comme de savon pour le blanchissage, et que les modernes (Tournefort, *Voyages* t. I, p. 162,) emploient encore au même usage; elle a aussi quelque utilité chirurgicale (voy. Bernard, ad Nom. c. 4). La terre de Samos s'employait aussi comme dessiccatif. La ressemblance de propriétés, et l'apparence extérieure, ont dû produire quelque confusion dans les dénominations. Néophytus a bien distingué la terre cimolée et celle de Samos.

olives noires (1). On boira des vins légers, odorants et *rosés* (2). Les frictions se feront avec de la terre cimolée, du vinaigre et de l'huile. Du 16 au 27 on observe l'astre (3)...

SEPTEMBRE

Il est convenable de boire du lait et de manger du laitage, d'user de toutes choses douces, farineuses, de vin miellé, d'eau rosée. En viandes, on mangera du mouton, des poules, des pigeons, des oies, des trogles et de petits animaux encore à la mamelle, que l'on fera rôtir avec de l'oxymel. Il faut s'abstenir de bœuf, de lièvre, de cerf, de chevreuil, de perdrix, parce que, dans ce mois, la bile noire augmente. En poisson, tous les sanatiles à chair délicate et molle conviendront. On s'abstiendra des cabots et de tous les poissons sans écailles. Parmi les graines, on s'abstiendra des fèves et des lentilles. On ne fera qu'un usage rare de tous les aliments âcres, tels que le raifort, le poivre, la moutarde, le girofle, le nard. En légumes on évitera le chou. On fera bien de manger des fruits, comme on l'a dit au mois d'août. On boira du vin d'absinthe rosé et du vin d'absinthe seule. Huit bains. On se frottera la tête avec de la terre cimolée (ainsi qu'il a déjà été prescrit), jointe au vinaigre et à l'huile de roses, jusqu'au 24. On usera d'onctions ordinaires et simples. Le plaisir vénérien est permis. On observe une des étoiles des Trompettes (4).

(1) Symeon Sethi et Diphile avaient remarqué que ces olives étaient indigestes et rendaient la tête pesante. Tournefort (*Voyages* t. I, p. 126), trouvait les olives noires de bon goût. Pouqueville (*Voyages* t. I, p. 447) remarque que l'on prépare à Coron une quantité considérable d'olives noires, qui se vendent dans les Échelles du Levant; cela ne prouve rien non plus en faveur de leur salubrité.

(2) Ces vins *rosés* se faisaient avec un mélange de roses, de safran, d'anis, de miel, selon les Géopaniques (VIII 1.2), dont il sera bon de consulter les interprètes.

(3) Le nom de la constellation a été oublié par le copiste.

(4) Delambre, consulté par Boissonade pour savoir quelles étaient les constellations dont parle Hiérophile, ne put donner aucune explication satisfaisante sur ce point. Après l'exposé de ses conjectures, il conclut : « Il ne me reste donc aucun espoir de deviner les énigmes du médecin. Il est grec et très moderne : pour des recherches fondées sur les principes astronomiques, il n'eût pas été mal de savoir plus précisément l'âge où il a écrit, et le pays qu'il habitait. Mais tout cela devient presque indifférent, s'il s'agit d'astrologie et d'influences sur le corps humain, comme il y a toute apparence. La première chose serait de savoir quelles sont les étoi-

OCTOBRE

Il est convenable d'user d'aliments âcres. Avant tout, il faut avoir soin de ne rien manger que bouilli et cuit. On boira des bouillons chauds. L'ail bouilli et relevé, le nard et le poivre, le girofle et la cannelle, seront tant solides que liquides, pris avec les aliments. En viande, on usera de moutons, de poulets, de pigeonneaux, d'oies, de cailles, de râles et de petits qui tettent ; mais on s'abstiendra de petits canards, de tourterelles, de perdrix, de daims, de sangliers et de lièvres. En poisson, on évitera le cabot, l'*agraule*, le surmulet, toux ceux qui sont sans écailles, et aussi les poissons salés : tous les autres sont bons. En graines, les fèves, les lentilles, les gesses seront évitées : on pourra manger des autres. En légumes, on s'abstiendra de choux et de raves : les autres sont bons. On mangera des asperges de toute espèce et des champignons blancs. En fruits, on peut manger des raisins blancs, des poires sauvages mûres, des pommes douces, des figues blanches, des nèfles, des pêches, des dattes, des coings. En fruits secs, on mangera des noix, des pistaches, des amandes, des pommes de pin, des noisettes (1) ; mais on s'abstiendra des baies de laurier. On boira du vin blanc, foncé en couleur, et absintho-rosé. On observe aussi la constellation du Taureau.

NOVEMBRE

Il convient de s'abstenir de tous aliments nuisibles ; de manger, en viandes, du daim, du bœuf, du lièvre, du chevreau, du sanglier, de la chèvre sauvage et du chevreuil ; toutes les

les ou les astérismes qu'il a voulu désigner, et c'est précisément là ce que nous ignorons. Le médecin a probablement employé des dénominations vulgaires, et celles-là se trouvent rarement dans les livres. On consulterait bien des astronomes avant d'apprendre ce que sont les Trois Rois ou la Poussinière. On ne trouverait jamais que le Baudrier d'Orion et les Pléiades. Il en serait peut-être de même du Chariot si Homère n'eût dit que l'Ourse s'appelle aussi ἅμαξα. »

(1) On les appelait des « *noix pontiques* ».

autres viandes : oiseaux et le reste, seront mangées maigres et tièdes, bien bouillies et assaisonnées. On usera aussi de petits animaux qui tettent. On mangera de tous les poissons, excepté de ceux qui sont trop humides. On ne mangera ni grives, ni goujons de mer, ni poissons sans écailles, ainsi qu'il a été dit pour le mois d'octobre. On usera de toutes choses âcres, de poivre, par exemple, et aussi des assaisonnements où il entre des aromates (1) ; ajoutez la mauve et le poireau. En graines, on évitera les fèves, les lentilles et les lupins. Toutes les autres sont bonnes à manger. En fruits, on s'abstiendra des dattes et des baies de laurier. On boira du vin vieux, léger, odorant. Tous les aliments trop humides seront évités, et l'on prendra, par intervalles, du gâteau de fénugrec. Trois bains, sans onction. L'usage du plaisir vénérien est permis.

DÉCEMBRE.

Il ne faut manger ni chou ni disymbrium. Pour les viandes, comme dans le mois de novembre; et de même pour les poissons, les légumes, les fruits, les vins, les graines et l'eau de poireau. Huit bains, et frictions avec l'aloès et la myrrhe. Ne pas manger du tout de lentilles. Prendre de la décoction de fénugrec, mais modérément. Éviter les câpres et les olives saumurées; manger plutôt des olives noires avec de l'oxymel et de la moutarde. Se faire frotter avec du vin et du nitre.

(1) Le mot πρασομολάχα, qui est dans le texte, désigne sans doute deux végétaux à la fois.

βολβοφακῆ est un composé pareil. Le stoïcien Chrysippe, dans son *Traité du Beau* (Athen., IV, 47), donnait cet autre conseil : « Ne mangez jamais d'olives quand vous avez des orties. En hiver, mangez des *lentilles aux oignons.* » Il se sert du mot βολβοφακῆν pour dénommer ce plat de *lentilles aux oignons.* On ne s'attend guère à trouver un tel précepte dans un tel livre; mais les stoïciens se piquaient de s'entendre en cuisine. C'était un de leurs dogmes, que le sage fera bien tout ce qu'il fera, qu'il accommodera parfaitement les lentilles (Athen., IV, 47); et Zénon voulait que l'on mît dans les lentilles un douzième de coriandre, s'il faut en croire Timon, qui, peut-être, a voulu s'amuser aux dépens de cette grave et sévère école.

User du plaisir vénérien. On observe la constellation des Sept étoiles depuis le 7 du mois (1).

(1) Voici les observations de Caussin, sur les noms inconnus de constellations :

La constellation de la *Lampe*, en février, me paraît faire allusion au passage de Virgile (G. I, 393) :

Testa cum ardente viderent
Scintillare oleum.

Ces observations superstitieuses pouvaient avoir passé dans la médecine et être en usage à l'époque d'Hiérophile.

La constellation de l'*Hirondelle* indique, je crois, le retour du printemps.

La constellation de la *Mort* pourrait indiquer la planète de Mars, comme celle du *Vieillard* me paraît signifier la planète de Saturne.

Hoc metuens, cœli menses et sidera serva,
Frigida Saturni sese quo stella receptet.
(G. I, 335.)

L'astre d'*Héliotrope* au mois de juin doit être le solstice d'été.

Les *Trompettes* font allusion, je crois, aux jeux annoncés par le son des trompettes lesquels se célébraient dans le mois de septembre : *Ludi triomphales*, *Ludi Trajani*, *etc.*

La constellation des *Sept-Etoiles* peut être les Pléiades, ou la Grande-Ourse, composée primitivement de sept étoiles. *Septemtriones.*

IMPRIMERIE CENTRALE DES CHEMINS DE FER. — IMPRIMERIE CHAIX.
RUE BERGÈRE, 20, PARIS. — 18302-3.

www.ingramcontent.com/pod-product-compliance
Lightning Source LLC
LaVergne TN
LVHW050234180726
843501LV00014BA/3956

* 9 7 8 2 3 2 9 6 3 3 6 8 8 *